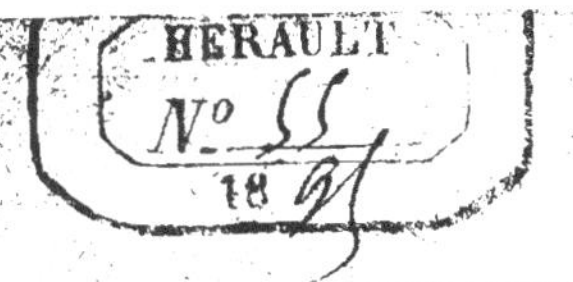

CONTRIBUTION A L'ÉTUDE CLINIQUE

DES

CORPS ÉTRANGERS

DE L'ŒSOPHAGE

PAR

Le Docteur Charles CASTAN

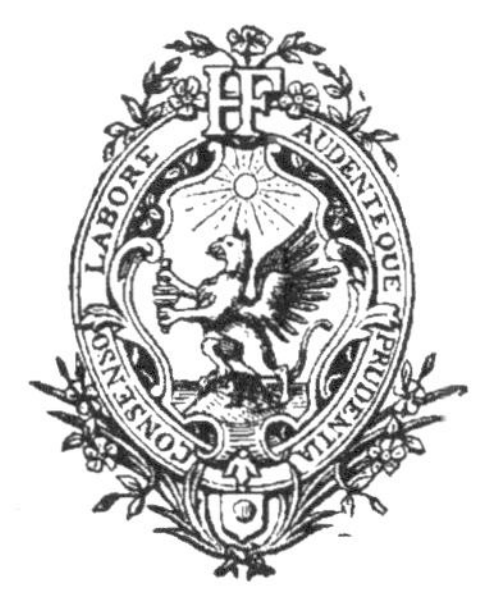

MONTPELLIER
IMPRIMERIE CENTRALE DU MIDI
(HAMELIN FRÈRES)

—

1895

CONTRIBUTION A L'ÉTUDE CLINIQUE

DES

CORPS ÉTRANGERS

DE L'ŒSOPHAGE

PAR

Le Docteur Charles CASTAN

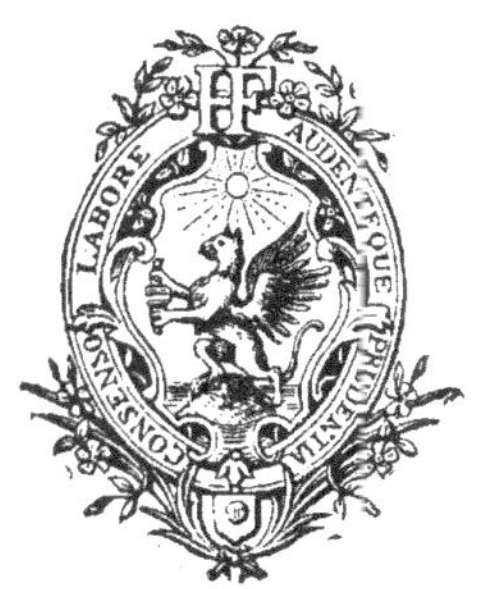

MONTPELLIER
IMPRIMERIE CENTRALE DU MIDI
(HAMELIN FRÈRES)

1895

A MON PRÉSIDENT DE THÈSE

MONSIEUR LE PROFESSEUR TÉDENAT

A M. LE PROFESSEUR AGRÉGÉ LAPEYRE

C. CASTAN.

INTRODUCTION

Il y a quelques mois, nous avons assisté, dans le service de M. le professeur Tédenat, à une opération d'œsophagotomie externe pour corps étranger de l'œsophage.

Comme les faits de ce genre ne sont pas très nombreux, nous avons cru faire œuvre utile en publiant, sous l'inspiration de notre Maître, cette observation, d'ailleurs fort intéressante à plusieurs points de vue. Nous en avons fait le sujet de notre thèse inaugurale.

Nous n'avons pas la prétention de traiter à fond cette question. Divers travaux importants ont été déjà publiés à ce sujet.

Notre but est plus modeste, mieux proportionné à nos forces. Nous avons voulu simplement exposer quelques idées cliniques sur le traitement des corps étrangers de l'œsophage.

Pour cela, nous avons divisé notre travail de la façon suivante :

Le premier chapitre traite des corps étrangers de l'œsophage en général et de leur diagnostic.

Le second est réservé aux dangers de l'expectation.

Le troisième est consacré aux indications et au traitement des diverses méthodes employées en pareil cas.

Dans le quatrième, nous donnons le manuel opératoire de l'œsophagotomie externe.

Dans le cinquième, nous parlons du traitement consécutif à cette opération, c'est-à-dire à l'alimentation du malade.

Dans le sixième enfin, nous étudions quelques accidents post-opératoire.

Mais, avant de commencer notre travail, nous tenons à remercier tous nos maîtres de la Faculté et des hôpitaux, de l'instruction savante que nous avons reçue d'eux pendant le cours de nos études médicales.

Nous leur offrons l'expression de notre profonde gratitude.

Nous n'oublierons jamais la bienveillance avec laquelle M. le professeur Tédenat nous a toujours accueilli ; nous lui adressons tous nos remerciements pour l'honneur qu'il nous fait en acceptant la présidence de notre thèse.

CONTRIBUTION A L'ÉTUDE CLINIQUE

DES

CORPS ÉTRANGERS

DE L'ŒSOPHAGE

CHAPITRE PREMIER

Considérations générales sur les corps étrangers de l'œsophage et leur diagnostic.

Les corps étrangers de l'œsophage sont nombreux et variés.

Leur classification est très utile au chirurgien ; elle lui permet, d'une façon générale, de juger des accidents qu'ils produisent et de poser les indications de leurs diverses méthodes de traitement.

La division la plus pratique est celle proposée par Denucé.

Elle partage tous les corps étrangers en deux groupes : 1° corps étrangers lisses et volumineux; 2° corps étrangers rugueux et de petit volume.

I. Premier groupe : Corps étrangers lisses et volumineux. — Nature. — Siège. — Symptômes. — Ce premier groupe comprend les objets qui s'arrêtent dans l'œsophage par le seul fait de leur dimension exagérée.

Ce sont, le plus souvent, des substances alimentaires, des morceaux de viande, des fruits, des pierres arrondies, des boules d'ivoire, etc., etc.

Les corps très volumineux sont pharyngiens. Ils occupent l'entrée même de l'œsophage, point naturellement rétréci de ce conduit. On comprend dès lors les phénomènes asphyxiques provoqués par l'obstruction de l'œsophage et du larynx.

Ordinairement, ces corps restent fixes en raison des contractions permanentes de la tunique musculeuse.

La *suffocation* est le premier symptôme dominant auxquels ils donnent naissance. La gêne circulatoire de la face et du cou amène la cyanose, et le malade fait des efforts considérables pour expulser le corps étranger.

Quelquefois même la suffocation est si intense que la mort arrive quelques instants après l'accident.

Hevin rapporte qu'un particulier avala un gros morceau de viande qui s'arrêta dans l'œsophage. Cet homme sortit de table précipitamment et mourut asphyxié dans un lieu voisin.

La compression seule peut produire ce phénomène, mais le plus souvent intervient aussi un état spasmodique de tous les muscles du pharynx et de l'œsophage. Sous l'influence du corps étranger, il se produit une excitation réflexe du pneumogastrique, d'où résulte une contraction énergique de ces muscles, un spasme qui a pour but l'expulsion du corps étranger.

Par ce mécanisme, on comprend que les corps petits, mais irréguliers, puissent produire ce phénomène. Larrey (*Campagne d'Égypte*, p. 134) a vu une arête de poisson produire, chez un militaire, des symptômes tétaniques avec soubresauts qui ne cessèrent que sous l'influence des antispasmodiques ; l'arête fut éliminée par la suppuration.

On a même noté quelquefois des convulsions généralisées. Gondinet d'Yrieix rapporte le fait d'une jeune fille qui, après avoir avalé une arête de poisson, eut des convulsions si fortes qu'elle brisa entre ses dents le verre dans lequel elle buvait et avala les fragments.

La *douleur* fait rarement défaut ; quelquefois elle est le seul symptôme observé. Sourde et diffuse pour les corps volumineux et arrondis, elle est, au contraire, fixe et localisée pour les corps petits et irréguliers. Ordinairement elle s'accompagne d'une *toux* opiniâtre, résultant du spasme de la glotte.

Si la muqueuse a été éraillée, une *expectoration* muco-sanguinolente peut se produire.

La *dysphagie* est variable comme intensité, suivant la forme et le volume du corps étranger. Elle est, de plus, subordonnée à la douleur éprouvée par le malade. Très souvent, la déglutition des liquides est seule possible. Les autres substances solides ou pâteuses ne peuvent pénétrer jusque dans l'estomac. De là l'apparition possible des accidents d'inanition que nous étudierons en détail au chapitre des dangers de l'expectation.

Deuxième groupe : Corps étrangers rugueux et de petit volume. — Nature. — Siège. — Symptomes. — Ce second groupe comprend des corps de volume variable, mais présentant des aspérités, des angles plus ou moins saillants.

Les fragments d'os, les arêtes de poisson, les morceaux de verre, de brique, les aiguilles, les pièces prothétiques dentaires, etc., etc., rentrent dans cette catégorie.

Ces corps s'arrêtent le plus souvent à la partie inférieure de la région cervicale, au voisinage de la fourchette sternale et de l'aorte.

Les corps pointus et de petit volume, les corps allongés, se fixent en un joint quelconque du conduit, aussi bien dans le pharynx que dans l'œsophage.

Les *phénomènes* déterminés par ces corps irréguliers peuvent être immédiats ou survenir quelques jours après l'accident. Une *vive douleur* apparaît sur les parties latérales du cou ou en arrière du sternum suivant le siège occupé par le corps étranger. La *déglutition* est très pénible, quelquefois impossible, et le patient ne peut mouvoir la tête. Des *expectorations sanguines* se produisent du fait de la déchirure de la muqueuse. Si le corps irrégulier est placé au niveau de la crosse de l'aorte, ce vaisseau peut s'ulcérer, et une hémorragie foudroyante emporter le malade.

La mort primitive à la suite d'un corps étranger de l'œsophage est très rare. Lorsqu'elle arrive, elle est due à l'asphyxie, à la suffocation, à la compression laryngée, phénomènes mitraux dus au *volume* du corps étranger.

Le plus souvent, la mort arrive par complication inflammatoire, par inanition et marasme, ou par quelques perforations d'un organe important. Nous parlerons de ces complications dans un chapitre spécial.

L'intensité des accidents nerveux provoqués par l'arrêt d'un corps étranger peut encore déterminer la mort, surtout chez les jeunes enfants. En voici un exemple :

Observation. — Une petite fille d'un an et demi avala, le 17 mai 1876, un kreutzer d'Autriche. Elle fut prise aussitôt de vomissements, mais ne parvint pas à rendre le corps étranger. Le lendemain, l'enfant ne présentait d'autres symptômes que de la difficulté à avaler ; pendant les huit premiers jours, elle ne put prendre que des aliments liquides, et cinq semaines durant tout alla bien ; mais, le 22 juin, l'enfant fut prise tout à coup de convulsions éclamptiques qui se répétaient chaque fois qu'elle voulait boire. Jamais il ne se produisit de régurgitation. Tout symptôme de dyspnée manquait également. L'enfant succomba le 23 juin à la suite de ces attaques d'éclampsie. A l'autopsie, on trouva dans l'œsophage la pièce de monnaie placée de façon à laisser la voie libre. Les deux bords qui étaient en contact avec la muqueuse avaient ulcéré cette membrane; l'œsophage n'était pas perforé (*Mayer deutsch. Arch. für klin. Med.*, V. 17, p. 120).

Diagnostic des corps étrangers de l'œsophage. — Le médecin appelé auprès d'un malade qui présente les symptômes ordinaires d'un corps étranger de l'œsophage devra tout d'abord s'enquérir des circonstances dans lesquelles l'accident s'est produit. Son interrogatoire, facile pour les personnes adultes, très difficile pour des aliénés, des hystériques ou des enfants en bas-âge, pourra lui faire connaître la forme et le volume du corps étranger. Les symptômes constituant l'accès initial pourront aider son diagnostic et le guider dans sa thérapeutique.

Dans tous les cas cependant le médecin devra recourir à l'examen local pour avoir des données plus précises. Son exploration devra être raisonnée, méthodique, et faite avec d'autant plus de douceur que l'accident sera plus ancien (Lannelongue). Par la vue et la palpation, il explorera la partie antérieure et latérale du cou. Si l'objet est volumineux, ou présente des arêtes, il constatera une saillie lui indiquant la place occupée par le corps étranger. L'exploration, par la vue, de la bouche et du pharynx lui sera aussi d'un grand secours.

Si l'état du malade le lui permet, le médecin devra recourir au toucher, soit avec le doigt, soit avec un cathéter ou une sonde œsophagienne. Il déterminera ainsi le siège, la nature et la forme du corps étranger.

Si, malgré ces divers moyens de diagnostic, les résultats étaient négatifs, le médecin ne devrait pas conclure à l'absence de corps étranger. Il est facile de comprendre, en effet, qu'un objet allongé et effilé comme une aiguille puisse s'implanter par ses deux extrémités dans la muqueuse, sans rien donner à l'exploration. Terrier, dans sa thèse, rapporte deux observations dues au docteur Cheever (de Boston), où l'œsophagotomie fut pratiquée pour des corps étrangers nullement démontrés par le cathétérisme.

Ce chirurgien diagnostiqua la présence et le siège d'un corps étranger par une tache de sang qu'il remarqua sur la partie latérale de l'éponge dont il se servait pour pratiquer le cathétérisme. Cette tache de sang correspondait, en outre, à une douleur accusée par le malade.

Lorsque l'exploration méthodique est négative, ce qui a lieu pour les corps très petits ou aplatis (pièce de monnaie), on peut employer, comme le recommande S. Duplay, le résonnateur inventé par Collin pour rechercher les corps étrangers de l'estomac. « Cet instrument se compose d'une olive creuse, en métal, de dimensions variables, vissée à une tige métallique flexible. A cette tige est ajouté un tambour à renforcement en cuivre. Au tambour fait suite un tube de caoutchouc et un embout d'ivoire que le chirurgien s'introduit dans l'oreille au moment où il pratique le cathétérisme (Duplay, *Bulletin de la Soc. de chir.* Paris, 1874).

Guyon s'est servi avec avantage de cet instrument dans un cas de pièce de 5 francs arrêté dans l'œsophage.

Si le corps étranger a séjourné quelque temps, il peut se recouvrir d'une épaisse couche de nourriture, se coiffer de la muqueuse œsophagienne et ne plus donner de bruit au passage de la sonde (Duplay et Reclus, *Traité de chirurgie*, t. V, p. 458).

Dans ce cas, l'exploration par le panier de de Græfe, qui s'accroche au corps étranger, peut donner de meilleurs résultats.

Dans certaines circonstances, le médecin appelé auprès d'un malade ne peut pratiquer de suite l'extraction du corps étranger.

Si les phénomènes asphyxiques sont violents et menacent la vie du malade, le médecin doit suivre le précepte formulé depuis si longtemps par Habicot, c'est-à-dire ouvrir la trachée: « Il faut, dit-il, faire cette opération à ceux qui auraient avalé quelque chose qui étouperait le larynx par compression, comme à celui qui, un jour des Rois, avalant un osselet d'éclanche de mouton demeurant au pharynx, étoufla en présence des médecins et chirurgiens sans le secourir de ce remède. » (*Question chirurgicale sur la bronchotomie*, ch. XVI).

C'est la conduite qu'ont suivie certains chirurgiens, entre autres Broca et Legouest, pour remedier aux accidents causés par des corps étrangers. Rarement indiquée, la trachéotomie ne devra être pratiquée qu'autant que la vie en danger ne permettra pas de tenter immédiatement l'extraction (Poulet, *Des corps étrangers en chirurgie*, p. 180).

CHAPITRE II

Dangers de l'expectation

Rarement les corps étrangers sont tolérés par l'œsophage. On a bien cité des cas dans lesquels des objets demeurés plusieurs mois dans ce conduit n'avaient provoqué aucun accident, mais le plus souvent des complications apparaissent au bout d'un temps plus ou moins long, si le corps étranger n'est pas enlevé.

L'*inanition* peut se montrer quelques jours après l'accident. Elle est la conséquence forcée de la dysphagie ou de la douleur éprouvées par le malade.

Le volume du corps étranger est souvent aussi un obstacle à la pénétration des aliments jusque dans l'estomac. Il en résulte un affaiblissement et une inanition progressive du malade. Gerster (*New-York medical*, t. I, p. 150) cite le cas d'une personne qui, ayant avalé un os triangulaire arrêté à 23 centimètres des incisives, ne pouvait rien avaler le onzième jour après l'accident. La mort aurait été sûrement fatale sans l'intervention chirurgicale.

Bien plus fréquente est l'*inflammation de la muqueuse œsophagienne.*

Cette complication apparaît très vite après l'accident. Flaubert insiste précisément sur la rapidité avec laquelle se produit cette gangrène de la muqueuse. Ainsi, il cite le cas d'un malade qu'il opéra le huitième jour au milieu d'un cortège de symptômes généraux assez graves. Le malade mourut quarante-huit heures après l'intervention, et l'autopsie fit découvrir une ulcération profonde entourant tout le conduit œsophagien. La muqueuse et les fibres charnues étaient détruites.

Pour expliquer la marche rapide de ce processus inflammatoire, Terrier se demande si ce sphacèle « ne tient pas à l'inanition profonde dans laquelle le malade était plongé. » L'état septique du conduit œsophagien pourrait aussi, semble-t-il, contribuer pour une grande part à la production de la gangrène et de la périœsophagite dans ses diverses modalités. La compression ne jouerait donc qu'un rôle accessoire. Quelquefois providentielle, car elle permet la chute et le rejet du corps étranger, cette gangrène peut quelquefois occasionner des accidents assez graves, si avec l'ulcération de l'œsophage il y a en même temps ulcération d'un gros vaisseau.

L'inflammation de la muqueuse entraîne très souvent avec elle la formation d'*abcès* non seulement entre les tuniques de l'œsophage, mais encore en dehors de ce conduit. Ces abcès, redoutables par les phénomènes de septicémie concomitante, s'ouvrent suivant leur siège soit à l'extérieur soit dans l'œsophage lui-même. Le corps étranger est alors ordinairement expulsé avec le contenu de l'abcès. Quelquefois l'ouverture de ces phlegmons se fait dans les bronches, la plèvre, le péricarde, le médiastin. Le pronostic est très grave et la mort arrive à brève échéance. Buche a cité cependant un exemple de guérison après une pleurésie purulente :

Observation : Un individu avait avalé un corps étranger : il se fit une communication de l'œsophage avec la plèvre droite. Cette communication s'était faite secondairement avec pneumothorax et épanchement purulent de la plèvre produits en trois jours après l'ingestion du corps vulnérant ; on ne put le retrouver nulle part. Guérison par l'opération de l'empyème et les lavages (Revue de Hayem, t. IV, p. 263).

La plus grave complication des corps étrangers de l'œsophage est sans contredit la *perforation* des organes avoisinants et principalement des vaisseaux du cou. Cette perforation est due soit au corps étranger lui-même qui présente alors des arêtes, soit à une ulcération sous la dépendance d'un abcès œsophagien. L'hémorragie consécutive se produit sous la forme d'une hématémèse foudroyante ou sous la forme d'hémorragies renouvelées jusqu'à la mort (obs. II).

A peu près tous les vaisseaux du cou ont été ouverts dans les cas de mort par hémorragie. L'aorte a été atteinte vingt-deux fois sur quarant-deux cas recueillis par Bousquet. Viennent ensuite, par ordre de fréquence, la carotide, la veine cave, la thyroïdienne inférieure, la veine coronaire, l'artère pulmonaire, etc., etc.

Dans nos observations, nous citons un cas de perforation de de l'artère thyroïdienne inférieure par une arête de poisson.

On a noté aussi plusieurs fois la perforation de la trachée par les corps étrangers. La communication de ces deux conduits constitue la gravité de cette complication assez rare d'ailleurs.

Des parcelles alimentaires pénètrent à chaque déglutition dans la trachée ; il en résulte une toux persistante, et bientôt une broncho-pneumonie purulente ou gangréneuse qui emporte vite le malade.

Ces faits sont comparables à la *schluct* pneumonie si fréquente jadis à la suite des opérations intra-buccales, en particulier de l'amputation de la langue.

Le cœur lui-même a été atteint par des corps allongés et effilés. Dans le cas d'Andrew, l'arête de poisson avait pénétré jusque dans l'épaisseur de la cloison interventriculaire.

Une complication assez rare consiste dans la *paralysie d'une corde vocale*. Gangolphe (de Lyon) cite (*Bulletin médical*, 30 janvier 1895) le cas d'une femme qui, depuis plus de six mois, a avalé un dentier présentant cinq dents, et ne s'en porte pas plus mal, sauf une paralysie de la corde vocale gauche. Le corps étranger est situé à 28 ou 30 centimètres des incisives. La malade prétend même avoir engraissé de 3 ou 4 kilogrammes.

Cock mentionne aussi un cas où la voix de sa malade, de fraîche et claire qu'elle était, devint une voix grave de basse profonde.

Signalons aussi comme complications possibles, mais tardives, des rétrécissements cicatriciels de l'œsophage et quelquefois des dilatations de ce conduit. La cause première de ces altérations réside dans la rétraction du tissu de cicatrice au niveau d'anciennes ulcérations œsophagiennes.

CHAPITRE III

Indications des diverses méthodes destinées à extraire un corps étranger de l'œsophage. — Traitement par chacune d'elles.

Le chirurgien, par les divers moyens d'exploration qu'il possède, a pu déterminer la présence d'un corps étranger de l'œsophage, sa distance de l'ouverture buccale, sa nature, sa forme, et son degré de mobilité ; quelle conduite doit-il tenir, quelle thérapeutique suivre ?

L'expulsion spontanée étant très rare et l'expectation pouvant être très préjudiciable au malade, le chirurgien devra sans retard chercher à retirer le corps étranger. Il procèdera donc aussitôt, soit à son extraction par la bouche, soit à sa propulsion vers l'estomac, soit à l'œsophagotomie externe. Mais peut-il employer indifféremment l'une ou l'autre méthode ? Évidemment non. Il convient donc de poser avec précision les indications et contre-indications de chacune de ces grandes méthodes de traitement.

1° Indications de l'extraction. — Disons tout d'abord et d'une façon générale que l'extraction par la bouche est la méthode la plus naturelle pour enlever un corps étranger de l'œsophage. Un objet trouve un obstacle à sa descente vers l'estomac. Pour le franchir, les tentatives de propulsion devront être assez violentes, surtout si le corps est volumineux ou irrégulier. Il semble donc rationnel à première vue de faire parcourir au corps étranger en sens inverse le chemin qu'il a déjà parcouru.

Aussi presque tous les chirurgiens ont-ils eu recours le plus souvent à cette méthode.

L'extraction est nettement indiquée lorsque la saisie du corps est jugée possible, contre-indiquée lorsque le corps est irrégulier ou présente des aspérités.

La saisie du corps sera difficile lorsque celui-ci sera situé très bas dans la portion thoracique ou qu'il appuiera sur toute la circonférence du conduit œsophagien. Les divers instruments plus ou moins ingénieux à la portée du chirurgien seront alors inefficaces et ne rempliront pas le but demandé.

Si les tentatives pour arriver à un résultat sont plusieurs fois renouvelées, on peut craindre des déchirures de la muqueuse ou des perforations vasculaires. Les conséquences de ces complications sont faciles à comprendre : infection possible d'un côté, hémorragies de l'autre.

Les mêmes complications peuvent survenir si, une fois le corps saisi, les tractions sont faites sur des corps irréguliers. Dans ce cas, si le chirurgien tente l'extraction, il ne devra la faire qu'avec la plus extrême prudence, et ne la renouveler qu'avec la plus grande discrétion, en se rendant compte du déplacement que le corps étranger a pu subir et de la disposition de ses irrégularités.

La mort est même quelquefois arrivée après plusieurs manœuvres d'extraction sur des corps irréguliers.

Tel est le cas de M. Cahier (de Lyon), agrégé au Val-de-Grâce. Nous donnons le résumé de son observation qui a fait l'objet d'un rapport de M. Chauvel à la Société de chirurgie de Paris (3 mai 1893, t. XIX, p. 315).

Un sous-officier du 86e de ligne avale pendant la nuit un dentier à crochets. On le soumet dans trois localités et par trois mains différentes à des tentatives répétées d'extractions par les voies naturelles de sa pièce prothétique. Il arrive enfin exténué, fébricitant, crachant le sang, à l'hôpital Desgenettes de Lyon. Devant la gravité de la situation, s'étant assuré par une exploration prudente de la présence du dentier dans l'œsophage au-dessous du niveau du cricoïde, M. Cahier se décida de suite à pratiquer l'incision directe du canal alimentaire dans la région cervicale.

L'opération classiquement conduite ne s'exécute pas sans difficultés, tant en raison du volume anormal de la glande thyroïde, qu'en raison de l'aspect de l'œsophage ne se distinguant en rien des tissus du voisinage. N'eût été la saillie du corps étranger, qu'un incision prudente permit de mettre à jour, l'embarras de M. Cahier eût été plus grand encore. Le conduit divisé, le dentier fut reconnu avec le doigt, dégagé des parois œsophagiennes, saisi avec une pince et amené au dehors. L'opération dura trois quarts d'heure.

Une sonde œsophagienne de moyen calibre est placée dans le canal alimentaire et ressort par la plaie. Celle-ci, légèrement rétrécie, est bourrée de gaze iodoformée et le cou tout entier enveloppé d'un pansement antiseptique. La température, de 39°2 trois heures après l'opération, ne diminue pas le lendemain ; la dyspnée progressive indique un travail inflammatoire pleural et médiastinal, et la mort arrive à peu près subitement le 11 septembre, trois jours après l'extraction du dentier, cinq jours après son introduction dans l'œsophage.

L'autopsie fit voir des déchirures multiples et étendues des parois de l'œsophage, une infiltration purulente avec emphysème léger du tissu cellulaire du médiastin antérieur, enfin un épanchement louche séreux dans la plèvre droite et des ecchymoses sous-péricardites. On n'examina pas le larynx, oubli regrettable, nous dit M. Cahier, la brusquerie de la mort répondant mieux à un œdème de la glotte qu'à une septicémie même à marche rapide.

Chauvel fait suivre cette observation de judicieuses remarques :

« Les déchirures de l'œsophage, dit-il, l'infiltration purulente consécutive du médiastin, les accidents mortels, ont été la conséquence probable de ces tractions répétées que souvent on commence avec douceur, mais que le dépit de ne pas réussir entraîne presque forcément à poursuivre avec autant de violence que d'acharnement, sans conscience de son méfait. Et nous serions heureux qu'ici la Société de chirurgie vînt une fois de plus affirmer ce point de pratique : « *Quand un corps étranger, volumineux et irrégulier, est fixé dans l'œsophage, les tentatives d'extraction ou de propulsion par les voies naturelles ne sont permises qu'à condition d'être prudentes, mesurées et peu prolongées. Un autre praticien n'est jamais autorisé à les reprendre, et l'œsophagotomie externe doit être immédiatement pratiquée après le premier échec.* »

Divers procédés d'extraction.—L'emploi d'un vomitif pour chasser les corps étrangers de l'œsophage a eu de tout temps ses partisans et ses contradicteurs. Terrier, dans sa thèse (*De l'œsophagotomie externe*, Th. Paris, 1870, p. 53), rejette absolument cette médication qu'il traite de « détestable », car elle donne naissance à des contractions œsophagiennes très intenses qui la plupart du temps ne font qu'enclaver un peu plus le corps étranger arrêté dans les premières voies. Il est contestable cependant que les vomissements provoqués ont pu dans certains cas chasser des objets qui avaient résisté à l'extraction ou à la propulsion instrumentales. Aussi, sans nous montrer aussi sévère que Terrier, nous croyons que le vomitif, comme d'ailleurs toute thérapeutique, a ses indications et ses contre-indications. Si le corps étranger est mou, ou dur et arrondi, on peut essayer cette médication, mais bien entendu avec beaucoup de prudence. Pour les corps durs, mais irréguliers, on doit absolument la proscrire. On évite ainsi des accidents redoutables, tels que les déchirures de la muqueuse ou la perforation de gros vaisseaux.

L'extraction se pratique aussi au moyen de divers instruments, tous plus ou moins ingénieux, et adaptés à la forme et à la nature de l'objet enclavé dans l'œsophage. Les uns (pinces ordinaires, pince à dent de Cloquet, pince à levier mobile de Collin, pince articulée de Mathieu, pince de Gama, etc., etc.), sont désignés sous le nom général de préhenseurs. Ils saisissent directement le corps étranger sans passer au-dessous du point où il est arrêté.

C'est ainsi que nous avons vu, il y a quelques mois, M. Tédenat extraire un fragment d'os de bœuf qui avait pénétré jusqu'à l'extrême limite du toucher digital. La pince, conduite par le doigt, put saisir le corps étranger directement et sans hésitation.

Les autres (crochets divers, anneaux, panier articulé de de Græfe) doivent s'engager au-dessous du corps comme pour le pêcher et le ramener ainsi au dehors.

Quant aux dilatateurs (éponges et instruments dérivés, sonde œsophagienne écouvillon, dilatateurs mécaniques), ils agissent comme ces derniers, mais en dilatant le conduit œsophagien au-dessus et au-dessous du corps étranger.

Le panier de de Græfe est l'instrument le plus connu et le plus employé de nos jours.

Malgré les services immenses qu'il a rendus entre les mains de nombreux chirurgiens, il est cependant sujet à quelques critiques. D'abord son passage au delà du corps étranger est souvent difficile, et si parfois il « pénètre bien, il sort quelquefois très mal, à cause de la résistance de ses ailettes qui labourent la muqueuse. Celle-ci forme un bourrelet et ce bourrelet est l'obstacle principal à sa sortie. » (Félizet, Soc. de chir. de Paris, séance du 15 mars 1893, t. XIX, p. 192.) Il dut, dans un cas, être laissé trois jours en place. De plus, avec cet instrument, la saisie du corps peut ne pas être parfaite, vu la petitesse de ses godets. L'extraction est alors difficile et peut se compliquer de déchirures de la muqueuse. « Il peut arriver aussi que le panier accroche en revenant quelque chose de résistant que le chirurgien suppose être le corps étranger, mais qui est en réalité le bord supérieur du cartilage cricoïde (Poulet, *Des corps étrangers en chirurgie*, p. 149.) D'après Martin (*Des corps étrangers de l'œsophage*, Th. Paris, 1868), sur 167 tentatives on a réussi 40 fois à ramener le corps étranger.

II. Indications de la propulsion. — La propulsion consiste à pousser le corps étranger de l'œsophage dans l'estomac. Ses indications se tirent de la nature du corps étranger, de son siège et de son volume. Elle est la méthode de choix pour les corps petits, arrondis, réguliers, situés très bas dans la portion thoracique et non « ancrés » dans la paroi œsophagienne. Des complications inflammatoires ou hémorragiques peuvent en effet résulter d'une propulsion violente pour « déloger » un corps volumineux ou présentant des irrégularités. On comprend aussi l'intolérance du tube intestinal pour ces corps que l'on aura propulsés.

Cette méthode, rarement indiquée d'une façon très précise, n'offre pas d'ailleurs toutes les garanties sérieuses pour capter la confiance du chirurgien. Très souvent, en effet, celui-ci croit avoir poussé le corps étranger dans l'estomac, alors qu'il l'a simplement enfoncé dans la paroi œsophagienne où il occasionnera des accidents redoutables. Les exemples de ce fait sont assez nombreux pour restreindre l'emploi de la propulsion à des cas exceptionnels. Nous empruntons à la thèse de Martin deux observations où l'emploi de cette méthode fut suivi d'accidents mortels.

Observation. — Un homme de quarante-cinq ans avala un os qui s'était arrêté derrière le sternum, un peu au-dessous de la fourchette; tentatives infructueuses d'extractions avec la sonde œsophagienne et panier de de Græfe ; propulsion. Dans la soirée du lendemain, douleur rétro-sternale très aiguë et mort au bout de quelques heures.

A l'ouverture du thorax, les plèvres paraissent enflammées, le tissu cellulaire péri-œsophagien infiltré d'un liquide louche avait une teinte grisâtre et un aspect gangréneux depuis la troisième vertèbre dorsale jusqu'à l'orifice œsophagien du diaphragme. Perforation de l'œsophage arrondie, de la dimension de la tête d'une grosse épingle, sur la paroi antéro-latérale droite de ce conduit au niveau de son tiers supérieur. L'œsophage, incisé dans toute son étendue, présentait deux sillons jusqu'au voisinage du cardia, et ayant entamé presque toute l'épaisseur de la muqueuse. Le corps étranger était tombé dans l'estomac ; c'était un os aplati de la forme d'un triangle à bords curvilignes et à angles extrêmement aigus (LANNELONGUE (de Bordeaux).

OBSERVATION DE LANNELONGUE (de Bordeaux).— Un homme de vingt-huit ans, en mangeant, sent un corps étranger s'arrêter au gosier. La sonde œsophagienne rencontre vers le niveau du cartilage cricoïde un obstacle infranchissable. Une boule d'ivoire, arrêtée également, démontre qu'il s'agit probablement d'un os. Le panier de de Græfe saisit le corps, mais dérape à plusieurs reprises. L'instrument de M. Denucé le laisse échapper sans même l'avoir ébranlé ; cependant le malade rejette quelques mucosités sanguinolentes. Enfin, après une heure et demie de tentatives d'extraction, on le pousse avec l'éponge. Le lendemain, douleur tout le long de l'œsophage, déglutition très pénible ; sur les parties latérales du cou il existait un peu d'emphysème ; le troisième jour, symptômes de pleuro-pneumonie et mort le huitième jour après la propulsion (Martin, thèse de Paris, 1868).

Nous résumerons donc ainsi les indications de l'extraction et de la propulsion :

1° *L'extraction et la propulsion ne seront employées que pour des corps petits, arrondis et réguliers ;*

2° *Ces corps relèveront de la propulsion s'ils ne peuvent être saisis ;*

3° *Pour les corps volumineux et irréguliers, les tentatives d'extraction ou de propulsion ne seront faites qu'avec la plus extrême prudence et ne seront jamais renouvelées ;*

4° *Si les résultats sont négatifs, l'œsophagotomie sera faite d'emblée.*

De la propulsion comme méthode de traitement. — Un procédé vulgaire consiste *à faire déglutir au malade un bol alimentaire* assez volumineux : croûtes de pain à demi mâchées, figues sèches, etc., etc. Celui-ci dilate l'œsophage et pousse au-devant de lui le corps étranger.

Ce procédé, auquel s'ajoute quelquefois l'*écrasement* ou la *fragmentation* de l'objet à travers les téguments de la paroi, n'est pas sans présenter de graves inconvénients, à moins qu'il ne s'agisse de corps facilement compressibles. Les instruments propulseurs sont de beaucoup supérieurs à ces moyens. Sans parler du poireau d'A. Paré, qui peut rendre quelques services, nous nous contenterons de citer la sonde œsophagienne et l'éponge de de Græfe. Ce sont d'ailleurs les instruments propulseurs les plus utilisés et à la portée de tous les chirurgiens.

III. Indications de l'œsophagotomie. — Ce que nous venons de dire de l'extraction et de la propulsion va nous permettre de poser sans difficulté les indications de cette intervention sanglante. Elles se tirent, d'une part, *des échecs antérieurs des autres méthodes ; d'autre part, de la configuration du corps étranger.*

Bien que nettement indiquées, la propulsion et l'extraction n'aboutissent quelquefois à aucun résultat. Plusieurs tentatives sont restées infructueuses, et le chirurgien, en les renouvelant trop souvent, s'exposerait à des complications redoutables. L'œsophagotomie s'offre alors à lui comme une méthode sûre qui lui donnera les meilleurs résultats.

Les contre-indications des autres méthodes deviendront indications de cette intervention sanglante. Il s'ensuit que d'emblée, ou seulement après deux ou trois tentatives par les méthodes précédentes, le chirurgien est autorisé à pratiquer l'œsophagotomie pour les corps volumineux irréguliers. Et non seulement cette opération sera faite pour les corps étrangers de la portion cervicale de l'œsophage, mais encore et surtout pour ceux de la portion thoracique.

Gaillard, dans sa thèse (*De l'intervention sanglante dans le traitement des corps étrangers de l'œsophage (portion thoracique)*, Lyon 1894), cite vingt-six cas d'œsophatogomies pour extraire des corps étrangers arrêtés au-dessous de la fourchette sternale.

Nous rapportons plus loin l'observation de M. Tédenat, où l'œsophagotomie fut pratiquée pour un corps étranger situé très bas dans la portion thoracique de l'œsophage, à 10 centimètres environ.

Rarement, en effet, les corps situés au niveau de la crosse aortique ont été extraits par l'ouverture buccale. Les manœuvres sont alors très difficiles et exposent à de graves accidents. Quant à la propulsion, elle n'est de mise que pour les corps petits et réguliers. Nous pouvons donc poser les règles suivantes :

1° *L'œsophagotomie s'applique aussi bien aux corps étrangers de la portion cervicale qu'à ceux de la portion thoracique.*

2° *Cette opération doit être pratiquée dans les cas de corps étrangers volumineux ou irréguliers et après l'échec des autres méthodes.*

Aussitôt l'opération indiquée, le chirurgien doit se mettre en mesure de la pratiquer. Ses retards ne feraient qu'aggraver la situation et rendre l'opération plus difficile. Il évitera ainsi l'affaiblissement du malade et les accidents d'inanition, qui compromettraient le succès de son intervention.

En résumé, comme l'a dit Terrier, « de même qu'un chirurgien appelé auprès d'un malade atteint de hernie étranglée ne doit le quitter qu'après avoir réduit ou opéré la hernie, de même le praticien ne doit quitter le malade qui a un corps étranger arrêté dans l'œsophage qu'après l'en avoir débarrassé, soit en enlevant ce corps par la bouche, soit en le poussant dans l'estomac, soit, enfin, en pratiquant l'œsophagotomie externe. » (Terrier, *De l'œsophagotomie externe,* Thèse de Paris, 1870.)

CHAPITRE IV

Manuel opératoire de l'œsophagotomie externe

Diverses voies ont été suivies pour aller à la recherche de l'œsophage. Le procédé classique comporte l'incision à gauche, l'inclinaison de l'œsophage de ce côté facilitant sa découverte. Certains chirurgiens, entre autres Arnott et Cheever, ont cependant opéré à droite, et Berger (1) conseille de suivre la ligne médiane pour éviter les organes importants qui se trouvent à gauche et rendent l'opération plus délicate.

Nous décrirons le procédé le plus employé et diviserons l'opération en six temps, suivant en cela la technique opératoire du professeur Gross (de Nancy) (2).

Le malade couché sur la table d'opération a la tête étendue, un peu renversée en arrière. Sa face est légèrement tournée à droite. L'anesthésie par l'éther ou le chloroforme sera généralement pratiquée. S'il existait des troubles respiratoires dus à la présence du corps étranger, il serait prudent de ne pas endormir son malade. Le chirurgien placé à gauche détermine ses points de repère : l'articulation sterno-claviculaire gauche, le bord antérieur du muscle sterno-cléido-mastoïdien et du cartilage cricoïde.

Premier temps. — *Incision tégumentaire.* — L'incision cutanée commence un peu au-dessus de l'extrémité interne de la clavicule gauche et suit parallèlement le bord antérieur du

(1) Société de chirurgie, 10 mai 1893, t. XIX.

(2) *Semaine médicale*, 1892.

muscle sterno-mastoïdien, un demi-centimètre environ en avant de lui (Duplay), la rétraction de la peau permettant la découverte facile de ce muscle. Sa longueur variera suivant la place occupée par le corps étranger. Dans la majorité des cas, elle se prolongera jusqu'au niveau du bord supérieur du cartilage cricoïde.

DEUXIÈME TEMPS.— *Mise à découvert de l'œsophage.*— La peau incisée, on divise le tissu cellulaire sous-cutané et la partie correspondante du peaucier. Si quelques veines ont été ouvertes, on les lie de manière à avoir un champ opératoire étanche et empêcher l'accès de l'air dans ces vaisseaux. L'aponévrose cervicale superficielle qui est au-dessous est incisée avec ou sans sonde cannelée. Cela fait, avec le bec de la sonde et les doigts, on pénètre dans l'espace cellulaire limité en dehors par le paquet vasculo-nerveux du cou et le muscle sterno-mastoïdien, en dedans par la trachée, le larynx, les muscles sterno-hyoïdien et sterno-thyroïdien. Deux aides attirent en dehors et en dedans ces divers organes.

Dans cette recherche de l'œsophage, on doit aller très lentement à cause du voisinage de gros vaisseaux. On ne devra pas par conséquent se servir du bistouri. Cependant si les artères thyroïdiennes supérieure et inférieure gênaient pour la découverte de l'œsophage, on pourrait les inciser entre deux ligatures. On pourrait de même sectionner le muscle omoplato-hyoïdien. Quelquefois le lobe gauche du corps thyroïde se trouve, par suite d'une stase veineuse, fortement augmenté de volume. Il faut alors le récliner en dehors ; mais, pour arriver à ce résultat, il est nécessaire d'inciser les muscles sterno-hyoïdien et thyroïdien, quitte à les suturer après l'opération.

Après cette dissection lente et délicate, on arrive au devant de la colonne vertébrale, facilement reconnaissable à la vue et au toucher. On doit maintenant reconnaître l'œsophage.

Troisième temps. — *Reconnaître et inciser l'œsophage.* — Si le corps étranger que l'on se propose d'extraire est logé dans la portion cervicale de l'œsophage et repousse ce conduit à gauche, rien n'est plus facile que de le reconnaître et de l'inciser. Mais, si le corps étranger est situé dans la portion thoracique ou ne révèle en rien sa présence, on doit s'appliquer à reconnaître l'œsophage pour éviter certaines erreurs commises même par des opérateurs éminents. C'est ainsi que Krœnlein et Kœnig ont incisé le lobe thyroïdien, croyant à un abcès périœsophagien, qu'Esmarch et Rupprecht ont pris le tubercule de Chassaignac pour le corps étranger.

Quels sont donc les signes qui permettront de reconnaître l'œsophage ? Tout d'abord sa situtation au-devant de la colonne vertébrale, en arrière de la trachée, au-dessous du nerf récurrent ; sa forme d'un tube aplati, sa couleur rougeâtre, sa mollesse et ses fibres longitudinales, le feront facilement différencier des autres organes. Dans l'observation de M. Tédenat, l'œsophage a été très facilement reconnu. Si l'hésitation est encore possible, on devra pour plus de sécurité se servir d'un conducteur qui, introduit par la bouche, fera saillir latéralement l'œsophage au fond de la plaie. Rien n'est plus facile alors que d'inciser ce conduit. L'incision sera latérale et longitudinale, suffisante pour pouvoir y introduire une paire de pinces, le doigt, une sonde œsophagienne.

Quatrième temps. — *Extraction du corps étranger.* — « Il serait difficile, comme le dit Begin, de donner des règles précises pour ce temps de l'opération qui consiste à rechercher, à saisir, à extraire le corps étranger. » Sa nature, sa situation, sa forme, son mode d'implantation, font varier la conduite de l'opérateur.

La difficulté n'est pas grande si le corps étranger se trouve au niveau de l'incision œsophagienne. S'il est situé plus haut, la propulsion vers la bouche pourra être essayée. S'il est situé plus bas, force sera d'introduire dans l'œsophage des instruments variés suivant les cas pour saisir et extraire le corps étranger.

« Le doigt, dit Begin, est le meilleur instrument explorateur dont on pourra faire usage ; sur lui doivent glisser les pinces à pansement ou à polype, et les efforts d'extraction seront exercés avec beaucoup de ménagement. »

La saisie du corps une fois faite, il peut arriver que celui-ci se brise (obs. I). Dans ce cas, on est quelquefois assez heureux pour en ramener une partie au dehors, et l'autre partie peut tomber naturellement dans l'estomac. C'est précisément ce qui est arrivé à M. Tédenat. La saisie du dentier a été faite sans difficulté aucune ; mais, en serrant les mors de la pince, le corps étranger s'est brisé. Une partie a été ramenée au dehors, l'autre est tombée dans l'estomac.

Une autre difficulté consiste à ne pouvoir extraire le corps étranger, à cause de son enclavement dans les parois de l'œsophage. Delorme a proposé l'introduction d'une pince dilatatrice avant d'engager celle qui doit servir à l'extraction.

Malgré une exploration méthodique, il peut arriver que le chirurgien ne puisse trouver le corps étranger pour lequel il a pratiqué l'œsophagotomie.

Langenbeck, Kœnig, Cheever, en ont rapporté des observations, et Fischer a pu recueillir onze cas de ce genre. Il est probable que pendant l'opération le corps étranger a été repoussé dans l'estomac sous l'influence d'une contraction de l'œsophage ou d'une résolution du spasme œsophagien sous le chloroforme.

CINQUIÈME TEMPS. — *Suture de l'œsophage.* — Le corps étranger vient d'être enlevé, comment doit-on se comporter en présence de la plaie œsophagienne?

Doit-on suturer ou ne pas suturer? Les opinions sont très variables sur ce point.

Rejetons tout d'abord la suture en masse de l'œsophage.

Les expériences de Collin (d'Alfort) démontrent nettement que « la suture en bloc des tuniques de l'œsophage ne remplit pas le but qu'on se propose, attendu que les contractions de la musculaire ne tardent pas à amener la section des parties comprises entre les fils. »

La suture partielle, c'est-à-dire de la muqueuse seule ou de la musculeuse mérite d'être discutée ; elle a ses avantages et ses inconvénients.

Tout d'abord, elle permet d'obtenir une réunion par première intention, ce qui amène une guérison rapide.

Dans quelques œsophagotomies suivies de suture partielle, la réunion parfaite a été constatée au bout de huit à dix jours.

Ces résultats plaident en faveur de la suture, mais celle-ci, pratiquée par beaucoup d'autres chirurgiens, a échoué bien souvent. Ces échecs sont d'ailleurs faciles à comprendre. Outre la difficulté qu'il y a à pratiquer une suture dans une plaie profonde, étroite, mal éclairée, il est incontestable que le succès de ce temps opératoire (si on le pratique) dépendra de l'état de la plaie œsophagienne. Si celle-ci est contuse, si ses bords sont déchirés par suite de manœuvres longues et difficiles, ou même sphacélés par suite du contact prolongé du corps étranger, il y aura grande chance pour que la réunion par première intention ne réussisse pas.

On peut faire une autre objection aux partisans de la suture œsophagienne ; c'est la difficulté qu'il y a après l'opération de nourrir le malade. Les lavements nutritifs seront insuffisants pour soutenir les forces du malade, quelquefois épuisé par une longue diète. Il ne pas faut songer, en effet, à l'alimenter par la bouche. Les mouvements de déglutition pour les liquides ou pour avaler la sonde œsophagienne feraient éclater les points de suture, et le bénéfice de l'intervention serait perdu.

Pour tous ces motifs, nous croyons que la suture partielle, souvent contre-indiquée par suite de l'état de la plaie, n'offre pas de si grands avantages pour être pratiquée dans tous les cas d'œsophagotomie. Nous pensons, avec la plupart des chirurgiens, qu'il est préférable de laisser la plaie ouverte. L'alimentation du malade se fait ainsi sans aucune difficulté au moyen d'une sonde œsophagienne qui, passant par la plaie, pénètre jusque dans l'estomac. L'infection est moins à craindre, et la guérison n'est nullement retardée (obs. I).

Sixième temps. — *Drainage et Pansement.* — L'œsophage suturé ou non, la plaie cutanée devra, dans les deux cas, rester béante. L'écoulement des liquides et des mucosités œsophagiennes sera ainsi assuré, et l'antisepsie sera plus rigoureuse et plus facile. Quelques chirurgiens préconisent l'emploi d'un drain avec suture partielle. Nous croyons qu'un tampon de gaze iodoformée pourra rendre les mêmes services. Si la plaie externe était trop étendue, il serait bon de la rendre plus étroite au moyen d'un fil métallique placé à sa partie supérieure.

CHAPITRE V

Traitement consécutif à l'œsophagotomie. Alimentation.

La nutrition de l'opéré peut être assurée de diverses manières : par la déglutition normale des liquides, par des lavements nutritifs ou par la sonde œsophagienne.

Lorsque la suture de l'œsophage a été faite, Fischer conseille une légère alimentation liquide en recommandant au malade de comprimer la plaie à chaque déglutition. Les premiers jours il y aurait une faible issue des liquides, mais vers le quatrième ou le sixième jour, les bords de la plaie seraient assez unis pour empêcher leur sortie.

L'issue intermittente des liquides nutritifs par les lèvres de la plaie du cou a cependant occasionné, dans certains cas, la gangrène du tissu cellulaire situé autour de la solution de continuité. De plus, par ce procédé, la nutrition du malade est insuffisante. Le plus souvent celui-ci est à jeun depuis plusieurs jours, et la faible quantité de liquide qu'on lui permet de prendre est impuissante à soutenir ses forces. L'inanition peut même résulter de ce manque de nourriture. Syme (d'Edimbourg) fut obligé, dans un cas et quelques jours après l'œsophagotomie, d'avoir recours à la sonde œsophagienne pour sauver son malade.

Il est vrai qu'à ce mode d'alimentation on peut associer les lavements nutritifs. Employés seuls, ils ont le grand avantage de laisser l'œsophage complètement au repos. La cicatrisation est alors sans contredit beaucoup plus rapide. Mais, dans ce cas encore, l'alimentation est insuffisante. Elle ne peut se faire en effet qu'à certaines heures d'intervalle, et sous un faible volume. Il faut admettre encore que l'absorption par le rectum est complète.

Pour tous ces motifs, nous croyons qu'il est préférable d'avoir recours, pour l'alimentation du malade, à la sonde à demeure introduite par la plaie externe.

Nous ne pensons pas que la sonde nasale puisse donner de meilleurs résultats. Outre qu'elle occasionne de la douleur et provoque des hémorragies, elle est une gêne constante pour le malade, qui s'y habitue difficilement. Dans un cas cependant, le professeur Gross (de Nancy) (*Semaine médicale*, 1891) laissa en place, pendant soixante-trois jours, une sonde nasale sans qu'il en résultât aucun inconvénient.

Le grand avantage de la sonde à demeure est l'alimentation copieuse du malade. Tous les jours celui-ci peut prendre trois, quatre litres de lait et réparer ainsi ses forces quelquefois affaiblies par un long jeûne.

A ce point de vue, nous n'avons pas trouvé, dans la littérature médicale, une observation aussi intéressante que celle qui a fait l'objet de ce travail. La malade, opérée le 14, garda la sonde œsophagienne jusqu'au 18 seulement, et, le 20, la déglutition des liquides était parfaite. Par la plaie, il ne s'échappait aucune goutte de liquide. On continua à l'alimenter avec des lavements nutritifs et avec le tube de Faucher.

D'après ce résultat, nous croyons qu'il n'est pas nécessaire de laisser la sonde à demeure plus de huit à dix jours. Il suffit, pour éviter l'infection, d'entourer la sonde de mèches de gaze iodoformée légèrement tassées, et d'appliquer par-dessus un pansement antiseptique et compressif. La guérison n'est nullement retardée par ce procédé.

CHAPITRE VI

Des accidents post-opératoires

L'œsophagotomie est une opération relativement facile. Les temps en sont bien réglés et les succès obtenus sont assez nombreux. M. le professeur Gross (de Nancy), qui a recueilli en 1891 toutes les observations d'œsophagotomie, a trouvé une mortalité de 20 pour 100. Celle-ci, d'après Fischer, s'élèverait jusqu'à 30 pour 100 pour les opérations faites du quatrième au huitième jour après l'accident.

La conclusion est facile à tirer de cette statistique. Aussitôt l'opération indiquée, le chirurgien doit la pratiquer. « Son succès dépend en effet, dit Lavacherie, du moment opportun où il y procède. Or il est évident que ce moment est celui qui est le plus rapproché du début de la maladie. »

Quelquefois cependant, après avoir fait l'opération dans d'excellentes conditions, il est survenu des accidents qui ont déterminé la mort de l'opéré.

Nous allons les signaler rapidement pour permettre au chirurgien de les éviter ou du moins de les prévenir.

La *toux* et l'*altération de la voix* sont de simples complications pour lesquelles on ne se préoccupe guère.

La toux est probablement d'origine réflexe, due à l'irritation de l'œsophage ou au tiraillement du nerf laryngé. Nous l'avons constatée chez notre malade. Elle a persisté quelques jours, et a disparu sans traitement aucun. Quant à l'altération de la voix, elle résulterait, d'après Cock, de la section de quelques fiellts du nerf récurrent, et, d'après Longet, de la lésion de la branche laryngée externe du laryngé supérieur.

L'*infection* de la plaie est un accident bien plus à craindre. Difficile à éviter, car elle provient bien souvent de l'alimentation du malade, elle a une marche très rapide et détermine facilement la septicémie. On la prévient en opérant d'abord dans des conditions d'asepsie aussi parfaites que possible et en ne suturant pas la plaie externe. De cette façon on assure l'écoulement au dehors des mucosités œsophagiennes, et la plaie ne peut s'infecter. Gay a publié dans le *Boston médical* (1891) une observation ou la mort survint cinq jours après l'opération, par suite de septicémie ; la plaie externe avait été fermée et le pus avait infiltré tous les tissus.

Les *hémorragies* post-opératoires constituent aussi des complications très redoutables. Elles résultent le plus souvent de la chute d'une eschare intéressant la paroi œsophagienne ou un gros vaisseau de la région, et surviennent quelque temps après l'opération. Si l'hémorragie est abondante, le chirurgien doit sans retard examiner la plaie, puis arrêter par compression ou ligature l'écoulement sanguin.

Le plus souvent c'est l'artère thyroïdienne inférieure qui est lésée, aussi Fischer conseille-t-il de lier ce vaisseau lorsqu'on ne peut découvrir la cause de l'hémorragie.

Pour fixer l'attention du chirurgien sur cette complication vasculaire, nous donnons le résumé de quelques observations d'hémorragies post-opératoires.

Observation de Gerster (*New-York médical*, 1892, t. I, p. 150. — En 1878, un colporteur sentit un morceau de bœuf bouilli s'arrêter dans son œsophage. Dyspnée passagère. Un médecin tenta la propulsion et dut s'arrêter à cause de la douleur provoquée. Gerster examina le malade six jours après, trouva le corps arrêté à 23 centimètres des incisives et ne put l'extraire, ses pinces ayant dérapé.

Il pratiqua l'œsophagotomie cinq jours plus tard. Le malade avait de la fièvre et ne pouvait manger. C'est après bien des difficultés qu'il arriva à extraire un os triangulaire de 4 centimètres de côté. La plaie externe fut laissée ouverte. La fièvre continua ; la blessure s'enflamma et se recouvrit d'un enduit pustacé. Le cinquième jour après l'opération, survint pendant la nuit une hémorragie provenant de la jugulaire interne. Le malade mourait avant l'arrivée du chirurgien.

Observation de Bosc rapportée par Fischer (résumée). — Un homme de soixante-quatorze ans avala, le 6 janvier 1883, un morceau d'os pendant son dîner. Il rentra à l'hôpital le soir même où on trouva le corps au niveau du cartilage cricoïde.

Le 7 janvier, essais d'extraction sans résultat ; œsophagotomie. On extrait un os de 2 centimètres 1/2 de long sur 2 de large. Désinfection soigneuse, suture de l'œsophage au catgut. Drain avec suture superficielle ; pansement antiseptique.

Le soir, 38°3. Toux incessante provenant d'une bronchite chronique.

Tout allait bien et la plaie était complètement réunie, quand dans la nuit du 14 au 15 janvier se produisit une hémorragie secondaire. Mort rapide.

Autopsie : Le sang provenait d'une petite artère qui naissait du tronc thyro-cervical et filait en haut entre la carotide et la colonne vertébrale : artère cervicale ascendante. Le sang avait formé une poche de la grosseur d'un œuf de pigeon entre l'œsophage et la colonne vertébrale, et avait passé dans le larynx et la trachée. Les deux bronches étaient pleines de caillot. La mort était survenue, non pas par hémorragie, mais par asphyxie. Il fut impossible de découvrir la cause de la rupture du vaisseau.

Observation de Krœlein rapportée par Egloff (*Beiträge, z. klin. Chir.*, XII, 1er janvier 1895) (résumée). — Homme de trente-six ans avale dans la nuit son dentier consistant en une plaque de platine munie de quatre incisives.

L'opération ne fut pratiquée qu'au bout de sept jours, après des essais réitérés d'extraction.

A un centimètre au-dessus de la clavicule gauche, on arrive sur le dentier dont une dent avait complètement perforé l'œsophage. Le malade était en voie de guérison, lorsque quinze jours après l'opération il sucomba rapidement à une hémorragie de l'artère thyroïdienne inférieure droite se faisant jour par une perte de substance de la paroi œsophagienne.

Outre l'infection et l'hémorragie, on a noté comme accident post-opératoire la *paralysie de la corde vocale gauche.* Gaillard dans sa thèse (Lyon, 1894) a pu en recueillir trois observations. La premier de ces accidents est arrivé à un malade opéré par Southam (*Lancet*, 1889, t. II, p. 1325) pour un corps situé à 7 centimètres au-dessous de la fourchette sternale. Quelques jours après l'opération, on constata la paralysie de la corde vocale gauche, indiquant que le nerf récurrent avait été blessé.

Le même fait est signalé dans une observation de Fischer (*Deutsche Zeitschrift für Chirurgie*, 1889) et de Gervais, publiée par Duffau (*Journal de médecine de Bordeaux*, novembre 1892).

Signalons encore, mais comme très rares, la persistance pendant quelques jours d'une *fistule œsophagienne* par retard de cicatrisation et un léger *rétrécissement de l'œsophage* : Cette dernière complication a été observée par May et Nothey (observation rapportée par Fischer, 1887) chez un enfant de sept ans à qui on avait enlevé une pièce de monnaie. Celle-ci avait déjà perforé l'œsophage et la bronche droite qui communiquaient après l'opération ; c'est en ce point que s'établit le rétrécissement.

OBSERVATION D'ŒSOPHAGOTOMIE EXTERNE

(Prise par nous dans le service de M. le professeur Tédenat)

Corps étranger de la portion thoracique de l'œsophage

M... (Fanny), couturière, âgée de trente-quatre ans, portait depuis quinze ans environ un dentier placé à la partie médiane et latérale gauche du maxillaire supérieur. Primitivement composé de cinq dents, il n'en comprenait actuellement que trois. La monture, brisée par le milieu, avait de plus été consolidée au moyen d'un fil.

Dans la nuit du 8 au 9 mars 1895, la patiente avale par mégarde son dentier. Aussitôt douleur vive à la base du cou avec sensation de suffocation. Impossibilité de tourner la tête. De l'eau tiède et de l'huile ingérés en abondance ne peuvent déplacer le corps étranger. Un médecin appelé en toute hâte prescrit un vomitif sans résultat.

9 mars. — Tentatives infructueuses d'extraction avec des pinces.

11 et 13. — M. Tédenat voit la malade dans son cabinet. Il essaie sans résultat l'extraction ou la propulsion du corps étranger situé à $0^{m},10$ environ au-dessous de la fourchette sternale.

14. — La malade étant entrée la veille à l'hôpital dans le service de M. le professeur Tédenat (salle Desault, n° 7), on cherche à pratiquer l'extraction du corps étranger avec le panier de de Græfe ; aucun résultat. Séance tenante, M. Tédenat propose l'œsophagotomie externe qui est d'ailleurs acceptée. Depuis l'accident, la malade ne pouvait avaler que des liquides ; la déglutition était de plus douloureuse. Son état général était cependant excellent.

Opération. — Anesthésie générale par l'éther. Incision de

0^m,10 environ le long du bord antérieur du muscle sterno-cléiodo-mastoïdien gauche, tout à fait à la partie inférieure.

Les muscles et les vaisseaux sont érignés en dehors. Le lobe gauche du corps thyroïde est soulevé ; l'œsophage est pris entre deux pinces et incisé sur une longueur de 0^m,03 environ. Un fil est passé sur chaque lèvre de la plaie œsophagienne pour la maintenir béante. *Pas d'hémorragie, pas de ligature.*

Le doigt introduit dans le conduit arrive à toucher le corps étranger situé très bas dans la portion thoracique (0^m,10 environ).

Avec de grandes pinces demi-courbes, on arrive à saisir le dentier qui se brise et on ne peut ramener au dehors qu'une partie de la plaque de caoutchouc qui servait de monture.

Les débris descendent dans l'estomac.

Pas de suture de la plaie œsophagienne. Deux fils métalliques sont placés à la partie inférieure de l'incision cutanée. Une sonde qui pénètre jusque dans l'estomac pour permettre l'alimentation de la malade est laissée à demeure. Mèche de gaze iodoformée dans la plaie, entourant la sonde. Pansement antiseptique laissant libre son extrémité. T.: soir, 38°4.

15. — T.: matin, 37°5 ; soir, 37°7. Malade ne souffre pas, a pris deux litres de lait par sonde. Pas de selles. Langue blanche un peu sale. On lui recommande de se laver la bouche avec une solution de phénosalyl à 5 p. 0/0. En même temps la malade devra se gargariser très souvent avec la matière suivante dont elle avalera quelques cueillerées *pour faire ainsi l'antisepsie du conduit pharyngo-œsophagien :*

Sous-nitrate de bismuth	6	grammes.
Salicylate de bismuth	2	—
Naphtol β.	1	—
Sirop de coings	30	—
Eau	200	—

16. — T.: matin, 37°5; soir, 37°7. État général excellent; un peu de bronchite. Plaie a bon aspect. Par le lavage, il s'écoule quelques mucosités blanchâtres qu'on finit d'enlever avec la pince. Malade prend un litre de lait par sonde.

Pansement avec mèche de gaze iodoformée.

17. — T.: matin, 37°3; soir, 37°5. Lavements glycérinés. Deux litres de lait par sonde. Plaie a bon aspect. *On enlève la sonde* après avoir fait prendre un litre de lait à la malade. On prescrit lavements nutritifs avec

Peptone sèche	12	grammes.
Jaune d'œuf	n° 1	
Lait	250	—

18. — T.: matin, 37°2; soir, 37°3.

19. — Apyrexie; plaie granule; pas d'inflammation autour. On enlève les deux fils métalliques. Au moyen d'une sonde nasale, malade prend un demi-litre de lait. Prescription : deux lavements nutritifs.

20. — Malade s'alimente au moyen du tube de Faucher. On lui fait avaler de l'eau alcoolisée. La déglutition se fait indolente et sans qu'une goutte de liquide passe par la plaie. On supprime lavements nutritifs. Le tube de Faucher servira à son alimentation. Purgatif pour demain.

Du 21 au 26. — Malade prend tous les jours deux, trois litres de lait par le tube Faucher, d'ailleurs bien toléré.

26. — La plaie est en bonne voie de cicatrisation; elle mesure à peine 0,02 c. de long sur 0,01 c. de large. Malade commence à s'alimenter sans sonde. La déglutition se fait sans douleur.

27. — Dans les selles qui sont tamisées pour rechercher les débris du dentier, on trouve de petits grains noirâtres ressemblant à des poussières de charbon.

28. — Alimentation par les liquides sans sonde. Malade demande avec insistance à manger.

29. — État général excellent. Malade est rouge de figure et s'est engraissée. Semoule en abondance.

30. — Purgation avec de l'eau de Sedlitz.

31. — Repas composé de semoule, œuf à la coque, croissant. Légère douleur à la déglutition. Digestion se fait bien. Pas de coliques.

20 avril. — Plaie est presque cicatrisée. Quelques bourgeons charnus, exubérants, sont touchés au crayon de nitrate. Alimentation variée sans aucune gêne dans la déglutition.

Le malade sort de l'hôpital le 30, la plaie presque complètement cicatrisée ; son état général est excellent.

Au dernier moment nous avons pu voir la malade, et nous avons constaté que la cicatrisation était complète, de coloration normale, souple, indolente à la pression. La malade se plaint parfois, sans cause comme d'élancements à la partie inférieure de la cicatrice, comme des piqûres, dit-elle.

OBSERVATION

(Due à l'obligeance de M. Lapeyre)

Perforation de l'œsophage par une arête de morue. — Ouverture de l'artère thyroïdienne inférieure et du cul-de-sac pleural droit. — Mort par hémorragie. — Autopsie.

Lav..., âgé de quarante-cinq ans, entre à l'hôpital suburbain le 23 mars 1894 (salle Bonisson, n° 28). Cet homme raconte qu'en mangeant de la morue, il a avalé, il y trois jours, une arête qui s'est fixée dans le gosier. Immédiatement après l'accident, douleur vive qui va en s'accentuant. Quelques heures après, la déglutition devient difficile, et le malade, à intervalles assez rapprochés, régurgite de petites gorgées de sang rouge vermeil. Cette hémorragie est continue depuis l'accident. Au moment où nous voyons le malade, nous constatons les symptômes que nous venons de mentionner.

Extérieurement, la région cervicale n'est pas modifiée dans ses contours normaux. La peau a sa coloration normale, et les tissus sous-jacents leur consistance ordinaire. Mais la palpation détermine de la douleur à droite, à un travers de doigt au-dessus de la clavicule.

Le cathétérisme œsophagien fait constater à peu près au niveau de la fourchette sternale un rétrécissement manifeste. Seules les olives les plus petites peuvent passer. La sonde est retirée maculée de petits caillots noirâtres. Après cette exploration, et malgré les moyens employés pour combattre l'hémorragie, celle-ci se reproduit avec plus de fréquence et emporte le malade en quelques heures.

L'autopsie est faite deux heures après la mort, le 27 mars. En voici la relation :

On découvre l'œsophage par une incision faite au niveau du bord antérieur du sterno-cléido-mastoïdien, et on aperçoit alors le pharynx, dont les parois postérieure et latérale sont noires et répandent une odeur fétide. En séparant l'œsophage de la colonne vertébrale, on fait sortir de nombreux caillots de sang qui paraissent venir du médiastin postérieur. Si on introduit le doigt le long de l'œsophage dans la cavité thoracique, on trouve un espace rempli de sang coagulé, espace s'étendant beaucoup à droite. En remontant le long de la paroi postérieure de l'œsophage, l'index pénètre facilement dans ce conduit par une ouverture siégeant au niveau du cartilage thyroïde. Cet orifice, qui est ovale, et a 2 centimètres comme diamètre vertical, fait largement communiquer l'œsophage avec la cavité pleine de caillots située en arrière et en bas. Toute la paroi postérieure de l'œsophage est noire et fétide.

Du côté droit, on arrive sur une masse noirâtre répandant une odeur de gangrène et renfermant des caillots de sang. Au milieu de cette masse, on distingue des débris provenant d'une artère, et bientôt on retrouve l'ouverture d'un vaisseau. Cette ouverture est déchiquetée sur ses bords et est perdue au milieu de sang coagulé et de tractus conjonctifs. En introduisant un fétu dans la lumière de l'artère, on peut la suivre jusqu'à son origine; on constate facilement qu'on se trouve en présence de la thyroïdienne inférieure droite.

En ouvrant le thorax, on trouve le médiastin postérieur rempli de caillots. La plèvre qui recouvre le sommet du poumon droit est perforée, et cette ouverture fait communiquer le poumon avec les parties profondes du cou déjà examinées.

Le lobe supérieur droit présente à son sommet une sorte de cratère bourgeonnant, ayant 10 à 12 centimètres de tour, noir et extrêmement fétide.

Cet aspect macroscopique existe pour la totalité du lobe, et à la coupe il s'écoule un liquide séro-purulent. La plèvre gauche est fortement épaissie et adhérente en plusieurs points.

La paroi postérieure de l'œsophage conserve sa couleur noire et son odeur fétide jusqu'à 4 centimètres du cardia. L'estomac est fortement distendu par du sang coagulé.

Malgré des recherches assez minutieuses, on n'a pas trouvé l'arête de poisson. Elle a dû probablement être rejetée avec les caillots sanguins.

INDEX BIBLIOGRAPHIQUE

ADELMANN. — Prag. Viertelj. Schrift, 24 jahr, Bd. IV, p. 66.

BAIZEAU. — Gaz. méd., 1863, p. 613.

BEGIN. — Rec. de mém. de méd. mil., 1883, t. XX, p. 387.

BILLROTH. — Sem. méd., 1885, p. 66.

BUTLIN. — Lancet, 1884, t. I.

CHAUVEL. — Soc. ch., 1893, t. XIX, p. 315.

EGLÖFF. — Beiträge z. klin. Chir., t. XII, janvier 1895.

FREW. — Annals of surgery, 1888.

FISCHER. — Deut. Zeit. f. Chir., 1888-89, t. XXVII, p. 273.

FÉLIZET. — Soc. ch., t. XIX, 1893.

GROSS. — Sem. méd., 1891.

GAILLARD. — De l'intervention sanglante dans le traitement des corps étrangers de l'œsophage (portion thoracique) (Th. Lyon, 1894).

HERING. — Congrès français d'otologie, 1884.

HEVIN. — Mém. de l'Acad. roy. de chir., 1761, t. I, p. 444.

KŒNIG. — Deutsche Chir. Luf., t. XXXV.

LANNELONGUE. — Soc. de chir., 1880, nouvelle série, t. VI, p. 309.

MARTIN. — Des corps étrangers de l'œsophage, considérés principalement au point de vue de leur traitement (Th. Paris, 1868).

MARKŒ (Thomas-M.). — Œsophagotomy for foreign bodies lodged in the tube (Ann. of surgery, S'Louis, 1886, vol. IV, n° 3, p. 193).

MIGNON. — Th. Paris, 1874.

MONDIÈRE (J.-T). — Arch. générales de méd., 1836, t. XXX, p. 481.

Névot. — De la perforation des vaisseaux par les corps étrangers de l'œsophage (Th. Paris, 1879).

Poulet. — Traité des corps étrangers en chirurgie, 1879.

Périer. — Œsophagotomie externe (Mercredi médical, 1890, p. 212)

Richet. — France méd., 1888, t. I, p. 433, 506 et 517.

Duplay et Reclus. — Traité de chirurgie, t. V, p. 454.

Terrier. — De l'œsophagotomie externe (Th. Paris, 1870).

www.ingramcontent.com/pod-product-compliance
Lightning Source LLC
LaVergne TN
LVHW012012160826
845678LV00002B/784

* 9 7 8 2 3 2 9 6 7 0 2 1 8 *